# Considérations

HYGIÉNIQUES

# SUR LES EAUX.

## DU MÊME AUTEUR.

ESSAI sur la Physiologie humaine. Un vol. in-12 (1825).

GAZETTE de santé. Six vol. in-8° avec planches coloriées (1833 et suiv.).

DICTIONNAIRE de la santé et des maladies. Un vol. in-8° avec atlas (1835).

HISTOIRE de la Génération de l'homme, avec planches anatomiques dessinées sur nature d'après les préparations faites *ad hoc* par M. MARTIN SAINT-ANGE. Un vol. in-4° (1837).

DES MÉTAMORPHOSES dans la série animale. In-4° avec planches (1837). En collaboration avec M. MARTIN SAINT-ANGE. Brochure in-4°.

DES MONSTRUOSITÉS, de leurs causes et de leurs effets (1837). *Idem*, brochure in-4°.

DE LA NATURE, fragments synthétiques. Brochure in-4° (1837).

DE LA NOURRITURE, fragments d'hygiène alimentaire. Brochure in-8° (1837).

ÉTUDES sur l'Ovologie, fragment de philosophie naturelle. In-8° (1838).

HYGIÈNE ALIPTIQUE ou des parfums et des cosmétiques. In-8° (1838).

NOTA. Ces six derniers opuscules sont extraits du *Dictionnaire d'histoire naturelle*.

# CONSIDÉRATIONS

## HYGIÉNIQUES

SUR

# LES EAUX EN GÉNÉRAL

ET

## SUR LES EAUX DE VIENNE EN PARTICULIER,

Par Gabriel Grimaud de Caux.



PARIS.

IMPRIMERIE DE E.-B. DELANCHY,

FAUBOURG MONTMARTRE, N° 11.

1839.

# AVANT-PROPOS.

Dans le courant de 1838, j'ai visité la plupart des grandes villes de l'Allemagne. Mon objet principal était l'étude d'une question importante d'hygiène publique. Je voulais juger sur place de l'influence positive que les airs, les eaux et les lieux, sont susceptibles d'exercer sur les hommes réunis en grandes masses et habitant un même point circonscrit et déterminé. Ce fut là, dans tous les temps, une belle et grande question pour la solution de laquelle il y a toujours eu du mérite à rassembler d'utiles documents.

S'il est vrai, en effet, que l'homme soit parvenu, par son activité et son industrie, à vivre sous toutes les latitudes, et à combattre les effets pernicieux des climats les plus opposés, il n'est pas moins certain que tous les climats exercent sur lui une influence immédiate. Ce n'est qu'en pliant sa constitution primitive aux exigences du climat qu'il devient capable d'en neutraliser les effets. La lutte commence au moment où il ouvre les yeux à la lumière, à la première inspiration qu'il fait pour introduire de l'air dans ses poumons ; et si la victoire se range de son côté, si l'humanité remporte quelques triomphes, ce n'est jamais sans avoir soutenu de grands combats et reçu de nombreuses et profondes blessures.

Les maladies qui dérivent de l'influence des climats, portent le nom de maladies *endémiques*. Chaque climat a les siennes, et, par conséquent, il a aussi des conditions de santé tout-à-fait spéciales. Ces conditions dépendent surtout du plus ou moins de moyens de résistance aux causes morbifiques que l'habitude a fournis à la constitution des habitants.

Trois choses fondamentales déterminent le climat : 1° les qualités de l'air ; 2° la nature des eaux ; 3° la configuration et l'exposition des lieux.

Ce n'est pas ici le cas de dire comment ces trois choses renferment tous les éléments de la question, et comment, lorsqu'on les connaît bien, on possède la clé du caractère d'une population, de ses mœurs et de son génie. C'est par l'étude de ces trois éléments, appliquée aux diverses contrées de la Grèce ancienne, que le père de la médecine, Hippocrate, s'est immortalisé. Son traité *des airs, des eaux et des lieux* (1), a fourni à Montesquieu l'idée fondamentale de l'*Esprit des lois*, l'un des plus beaux titres de la France à la gloire intellectuelle. Hippocrate ayant trouvé dans les conditions du climat la raison pour laquelle, malgré l'identité de l'espèce, les hommes différaient entre eux par des nuances graduées et successives, il était naturel d'en conclure que la même raison déterminait aussi leur véritable condition politique et sociale.

Partout où vous trouverez un climat différent, vous verrez des mœurs analogues. Mais les lois, pour être sages, doivent être en rapport avec l'esprit et les mœurs des nations.

Or, puisque le génie et les mœurs tiennent au climat, que le climat n'est pas le même partout, qu'il modifie les hommes, et qu'il ne se laisse pas modifier par eux, il est évident que

---

(1) Prosper Martian disait, en parlant de cet ouvrage, qu'il n'est pas seulement utile aux médecins, mais que l'historien, le cosmographe, le politique, y trouvent aussi les premiers fondements de leurs sciences respectives, et que son auteur a su y réunir tous les charmes du style à la gravité et à l'importance du sujet. Montesquieu, ajoute Coray, n'aurait pas dû oublier de faire honneur au médecin grec, du principe fécond qui lui fournit l'idée de son travail et qui en fut la base.

pour faire de bonnes lois, il faut les mettre en rapport avec ses exigences.

Le climat fonde donc d'une manière inévitable la différence des gouvernements : et c'est une grande erreur que de croire qu'on pourra un jour établir partout des constitutions identiques.

Telle est la question, envisagée sous son point de vue le plus élevé. Je me hâte de la restreindre aux considérations purement hygiéniques qui forment le principal objet de ce travail.

L'homme ne modifie point le climat, mais il apprend peu à peu à se mettre à l'abri de ses atteintes, et c'est en cela surtout que l'on voit briller son intelligence. C'est ainsi que, s'il ne peut pas arrêter les courants atmosphériques, il changera quelquefois leur direction. Dans l'antiquité, Empédocle délivra la ville d'Agrigente d'une épidémie qui l'affligeait tous les ans. Ayant constaté que la maladie se manifestait à l'époque de certains vents, il donna le conseil de boucher, au moyen d'un grand mur, une gorge formée par deux montagnes; le vent n'ayant plus accès sur la ville, la peste disparut pour toujours. Une armée anglaise débarque en Hollande, l'air humide et marécageux saisit les soldats, leur donne la dysenterie, et à la première affaire ils sont vaincus.

On donne aux soldats des gilets de flanelle, la dysenterie disparaît, et la victoire se range sous leurs drapeaux.

Dans les pays où les eaux sont stagnantes, la fièvre intermittente désole les habitants. Mais si l'on creuse des canaux, si l'on dessèche les marais en les faisant traverser par une eau courante, les fièvres disparaissent avec la cause qui les avait amenées.

Là où les eaux sont séléniteuses, quelque soin que l'on prenne de la bouche, il est impossible de conserver les dents : changez le régime des eaux, substituez l'eau du fleuve à l'eau des puits, et toutes les bouches conserveront leurs belles dents. Il y a une corrélation tellement précise entre les dents et la qualité des eaux employées pour la boisson, qu'il est de principe en hygiène de juger des unes par les autres. Partout où l'on trouve des eaux légères et point séléniteuses, on est sûr de rencontrer de belles dents ; et partout où l'on trouve de mauvaises dents, il y a inévitablement des eaux insalubres. Au reste, ce n'est pas là le seul effet des mauvaises eaux ; on leur doit aussi le goître, le crétinisme et beaucoup de maladies de la peau.

Des trois conditions qui fondent le climat, la plus accessible est celle qui est relative à la qualité des eaux. Il est toujours possible de les assainir plus ou moins complètement, et c'est un soin que les administrations éclairées ne négligent jamais. Le plus grand bienfait que l'on puisse rendre à une population, c'est de lui fournir une eau abondante et salubre. Le pauvre n'a pas d'autre boisson, et le riche à son tour trouve souvent dans son usage un remède puissant contre ses plus grands maux.

A Berlin, on voit de très-belles rues avec un puits à chaque coin; mais des ruisseaux formant égoût d'un pied et demi de profondeur côtoient les trottoirs, infectent les maisons, gâtent les puits, et dans une ville ouverte à tous les vents, déterminent fréquemment des épidémies. Et cependant, la *Sprée* fournit plusieurs bras à cette capitale, et pourrait lui donner des conditions de salubrité inappréciables.

Hambourg, cette ville sur l'eau, comme une autre Venise, mais Venise au ciel gris, sans soleil et sans gondoles, avec son peuple de marchands et ses sénateurs affublés de toques et de fraises dentelées, comme des alchimistes du moyen-âge, Hambourg possède d'excellentes eaux; là, du moins, on laisse faire aux particuliers ce que l'état ne veut pas faire lui-même. Deux pompes à feu, s'alimentant dans l'Alster et dans l'Elbe, font circuler, dans chaque rue, une eau abondante et convenablement épurée.

Mais de toutes les villes que j'ai visitées, Vienne est la seule où, grâce à la sollicitude paternelle du souverain, et au zèle de l'administration, on ait enfin compris l'importance qui s'attache, pour les besoins d'une grande population, à des eaux saines et abondantes. L'empereur Ferdinand, par une de ces inspirations familières aux princes bien entourés, et qui se dévouent franchement au bonheur de leurs peuples, a gratifié la ville de la somme que la régence est venue déposer à ses pieds comme don de joyeux avénement. Cette somme, maintenant employée conformément aux intentions de S. M. I. et R., a servi à faire les premiers frais de constructions d'un aqueduc partant du Danube, et destiné à amener à la ville une masse d'eau suffisante aux besoins de la population. Telle est l'origine des travaux qui s'exécutent maintenant à Nussdorff, et dont il est facile d'aprécier les conséquences.

Quand on connaît les Autrichiens de Vienne, qu'on a pu juger de leur bonne foi et de leur bienveillance, on s'associe de grand cœur à tous les efforts qu'ils tentent, à tous les vœux qu'ils peuvent former pour la prospérité de leur patrie. Les Allemands du Nord ont des prétentions inouïes à une prépondérance intellectuelle bien décidée sur eux, ainsi que sur tous les peuples qui parlent la même langue; mais leurs moyens ne répondent pas à une telle ambition; les façons dédaigneuses et pédantesques qu'ils affectent à ce propos ont un côté ridicule fort plaisant aux yeux de l'étranger qui les observe pour la première fois. Quoi qu'on fasse, on n'aura jamais ni le caractère enjoué des Viennois, ni leurs manières aimables, ni leur goût réservé (1), ni leur bonhomie, qualités précieuses, qui font des Autrichiens un peuple à part en Allemagne, et le seul capable de rivaliser, quand il le voudra bien, avec les nations du Midi, dont un climat tempéré les rapprochera toujours.

Aussi, à voir l'activité qui règne dans la capitale de l'Autriche, on prévoit aisément que cette ville occupera, tôt ou tard, un rang distingué parmi les villes les plus industrieuses de l'Europe. Sa position géographique lui donne

(1) Il est permis de mentionner le goût d'une nation qui possède de nombreuses collections d'objets d'art et de science, et qui sait admirer les deux principaux chefs-d'œuvre de Canova, le Thésée et le tombeau de Christine.

le grand avantage de lier l'Orient à l'Occident, en même temps qu'elle est un intermédiaire obligé entre toutes les provinces du grand empire dont elle est le centre. Il est évident que tous les produits de l'agriculture, de l'industrie et des arts, amenés de l'Orient aussi bien que de la Bohême, de la Moravie et de la Hongrie, viendront de plus en plus s'élaborer et se perfectionner à Vienne, parce que le fini de l'exécution, devenu tous les jours plus nécessaire, est plus facilement et plus sûrement obtenu aux lieux où règne une société choisie, qui, par son esprit naturel, son éducation et l'élégance de ses manières, forme toujours le goût du reste de la nation.

Tel est le point de vue où il faut se placer pour juger du mérite et de la portée du bienfait dont la ville de Vienne sera redevable à son souverain, quand les travaux hydrauliques, entrepris sous son inspiration, seront terminés. J'ai voulu, pour ma part, contribuer, autant qu'il était en moi, à en faire comprendre l'importance, et c'est dans cet unique but que j'ai composé le présent écrit.

J'ai étudié les richesses de Vienne, sous le rapport des eaux, et après avoir rappelé les vrais principes de la matière, j'ai discuté la valeur particulière de toutes les sources ; je les ai comparées entre elles, et finalement j'ai déterminé, du point de vue de la science, celle qu'il fallait préférer dans l'intérêt bien compris de la santé, de l'économie domestique et de l'industrie.

A Vienne, comme à Paris, les gens bien nés, qui ont un esprit droit et un jugement sain, sont ceux sur lesquels les préjugés ont le moins de puissance. Il suffit de leur montrer la vérité pour qu'ils l'embrassent avec ardeur, et qu'ils la soutiennent de leur exemple et de leurs discours. Quand j'ai vu le prince de Metternich, malgré ses immenses devoirs politiques, que les événements de chaque jour ne sont guère propres à alléger, se tenir au courant des découvertes de la science, et en raisonner avec une admirable précision, j'ai pu concevoir l'espérance que les gens bien nés, beaucoup moins préoccupés que ce grand homme d'état, pèseraient mûrement les opinions émises dans ce travail sur une matière qui les touche de si près. Dans tous les cas, j'ai la confiance qu'ils verront dans les efforts que je tente pour produire ces opinions, mon désir sincère d'être utile à un pays pour lequel, quoi qu'il arrive, un étranger se sentira toujours de l'entraînement.

---

# DES EAUX EN GÉNÉRAL.

# DES EAUX EN GÉNÉRAL.



## PRINCIPES.

### I.

L'emploi de l'eau dans les usages de la vie est relatif à la boisson, à la préparation des aliments, aux besoins de propreté et à l'industrie.

### II.

Pour être propre à tous ces usages, l'eau doit :

1° Contenir de l'air en dissolution ;

2° N'être point séléniteuse ;

3° N'être point mélangée de matières, soit végétales, soit animales, en décomposition, comme l'eau saumâtre des marais, l'eau des puits voisins d'égoûts ou de dépôts d'immondices.

## III.

Entre plusieurs espèces d'eau qui ne sont point séléniteuses et qui ne contiennent point de matières animales ou végétales décomposées, l'eau la plus aérée est la meilleure.

## IV.

La présence de l'air dans l'eau étant une condition capitale, l'eau de pluie serait la plus salutaire et la meilleure pour tous les usages. Il suffit pour s'en convaincre de considérer comment se passent quelques-uns des phénomènes auxquels est due la formation de la pluie. La chaleur atmosphérique fait évaporer la partie la plus légère des amas d'eau répandus à la surface de la terre ; lorsque les vapeurs qui en résultent sont condensées, elles se précipitent de nouveau, retombent en gouttelettes, traversent ainsi un grand espace dans l'air, et se chargent forcément de toutes les molécules gazeuses qu'elles sont capables de retenir.

D'un côté donc, l'eau de pluie, étant un résultat de l'évaporation, ne peut pas contenir un atome de matières étrangères, et, de l'autre côté, elle contient la plus grande quantité possible d'air en dissolution.

## V.

Les eaux courantes, soit de fleuve, soit de rivière, quand elles roulent sur un lit de sable ou de gravier, réunissent presque toutes les conditions de l'eau de pluie, à l'exception de la limpidité. Si elles contiennent des principes séléniteux, ceux-ci y sont toujours moins abondants que dans l'eau de source, parce qu'une longue exposition à l'air et au soleil fait évaporer l'excès d'acide qu'il faut aux sels pour rester dissous, et force ces derniers à se précipiter.

## VI.

Les eaux de source, quand elles ne traversent pas de terrains susceptibles de leur fournir des matières séléniteuses, quand elles sourdent à travers des couches de sable, réunissent toutes les conditions, à l'exception de l'air, dont elles ne sont jamais aussi chargées que l'eau de rivière.

## VII.

Les eaux de puits alimentés par un courant souterrain sont dans des conditions analogues à l'eau de source. Lorsque l'eau que les puits contiennent est le résultat de l'infiltration, cette eau se charge nécessairement de toutes les substances solubles qu'elle rencontre sur son passage.

Toutes choses égales d'ailleurs, les eaux de puits ne sont pas aussi salubres que les eaux de source, parce qu'elles sont encore moins aérées.

Dans un terrain siliceux, à travers lequel filtrerait une eau assez pure, si on construit un puits en pierres calcaires, ces pierres, sur lesquelles l'eau devra séjourner, en altèreront la pureté. Il faut construire la partie inférieure du puits, jusqu'au point où l'eau peut s'élever, en pierres siliceuses et sans mortier.

Les puits doivent être creusés loin des lieux où se trouvent des dépôts d'immondices ; le voisinage des écuries, de cloaques, des égoûts, des lieux d'aisance, donne à l'eau de puits des propriétés délétères semblables à celles dont jouissent les eaux saumâtres des marais et des étangs, qui, à certaines époques de l'année, déterminent presque constamment des fièvres intermittentes et des épidémies de typhus.

## VIII.

L'eau qui est aérée, qui n'est point séléniteuse, qui ne contient point de matières organiques en décomposition, se reconnaît aux caractères suivants :

1° Elle n'a ni goût, ni odeur, ni couleur sensibles ; en d'autres termes, elle est inodore, insipide et transparente ; elle apaise la soif sans exciter à boire ; elle ne pèse point sur l'estomac ; elle est légère et limpide ; elle s'échauffe et bout facilement ; elle se rafraîchit très-vite ; elle s'évapore promptement et sans laisser de résidu manifesté ;

2° Elle cuit vite les légumes et ne les durcit pas ;

3° Elle dissout le savon et blanchit parfaitement le linge ;

4° Enfin, elle adoucit la peau et la nettoie sans l'irriter et la dessécher ; elle conserve les dents et les maintient parfaitement blanches, bien loin de les faire tomber comme font les eaux qui contiennent des sels en dissolution.

## IX.

Les eaux séléniteuses qui ne dissolvent pas le savon, qui ne cuisent pas les légumes, sont appelées *crues et dures*, par opposition aux autres qui attendrissent les substances animales et végétales, et qu'on désigne sous le nom d'eaux *douces et légères*.

## X.

Il ne faut pas confondre les eaux *douces et légères* avec les eaux *molles* qui se rencontrent dans les marais et les étangs. Celles-ci sont bien aérées, et le savon s'y dissout; mais elles tiennent en suspension une grande quantité de débris de végétaux et d'animaux, matières putrescibles qui les corrompent, les rendent saumâtres et leur communiquent un goût fade et repoussant.

## XI.

Les maladies endémiques les plus rebelles (fièvre intermittente, typhus, scrophule, scorbut) sont permanentes dans tous les lieux abreuvés d'eaux molles et saumâtres.

Quant aux eaux *crues et dures* :

1° Elles ont sur les dents une action toute particulière; les sels qu'elles tiennent en dissolution irritent les gencives, déterminent le gonflement de la membrane qui tapisse les alvéoles dans lesquelles les dents sont implantées, et repoussant celles-ci en dehors, les ébranlent et les font tomber au milieu des plus grandes douleurs;

2° Elles rendent le sang âcre, et leur contact avec la peau pour la satisfaction des besoins de propreté, avec la membrane interne de l'estomac, quand on les met en usage pour la boisson, est la cause la plus puissante de l'éruption de certaines maladies de la peau, et notamment des dartres;

3° Enfin, elles concourent avec les eaux de glace ou de neige à arrêter le développement normal du système nerveux, ce qui perpétue dans certaines localités l'existence d'une classe d'individus dont l'intelligence reste toujours au-dessous des limites communes.

## XII.

L'eau destinée à l'économie domestique et à

l'industrie doit avoir les mêmes qualités que l'eau destinée à la boisson (IX), à moins qu'on ne l'emploie exclusivement comme une force mouvante; et encore, dans ce dernier cas, il ne faut pas que ce soit pour alimenter la chaudière d'une machine à vapeur; car l'eau, en s'évaporant, laisse déposer les sels qu'elle contient : ceux-ci s'incrustent dans les parois de la chaudière, et occasionent les explosions.

Dans les industries où l'eau entre comme élément, telles que les teintureries, les brasseries, les fabriques de produits chimiques et de couleurs, si l'eau est séléniteuse, elle altère les produits par la facilité avec laquelle elle se prête à des combinaisons qui ne sont pas celles que recherche le fabricant.

Quand l'eau ne dissout pas le savon, elle est impropre aux usages des apprêteurs, des laveurs de laine et de soie, des blanchisseurs, etc.

## XIII.

### CONCLUSION.

L'eau de pluie, dépouillée, comme elle est quand elle tombe du ciel, de toute matière étrangère, si elle pouvait se conserver, serait la meilleure de toutes et la plus propre à tous les usages.

Même lorsqu'on la recueille dans les citernes les mieux conditionnées, comme celles de Venise, par exemple, l'eau de pluie ne se conserve pas. Il s'y forme des animalcules qui, en mourant, la corrompent et la mettent bientôt dans la condition des eaux saumâtres qu'on rencontre dans les étangs et dans les marais.

Il faut donc mettre en première ligne, pour la salubrité et pour tous les besoins de l'économie domestique et de l'industrie, les eaux courantes de rivière ou de fleuve :

1° Parce qu'elles se purifient et s'aèrent par une longue exposition au grand air et au soleil ;

2° Parce que les matières séléniteuses qui s'y trouvaient dissoutes dans l'origine à l'aide d'un excès d'acide, se précipitent et ne restent plus à l'état de dissolution quand cet excès d'acide s'est évaporé.

Le seul obstacle à leur emploi général, soit pour la boisson, soit pour la cuisson des viandes et des légumes, soit pour les diverses industries, c'est leur manque total de limpidité.

Lorsqu'on peut parvenir à les rendre limpides par un moyen quelconque incapable d'altérer leur composition, le problême de la recherche d'une bonne eau est complètement résolu.

Ces principes sont vieux comme le monde, ils sont le résultat de l'expérience de tous les siècles et de tous les pays.

Hippocrate, Galien, Celse, Frédéric Hoffmann, Noguez, Lémery, Hecquet, Geoffroy, Louis, Bordeu, Boërrhaave, Lieutaud, Haller, Willich, Macquart, Hufeland, Petit-Radel, Buchan, Hallé, Nysten, Percy, Tourtelle, etc., etc., et tous les médecins qui ne se laissent point influencer par des habitudes locales ou par des préjugés, ont toujours été là-dessus d'un avis unanime.

# DES EAUX DE VIENNE.

# Des Eaux de Vienne.

Vienne possède à la fois des eaux de puits, des eaux de source et des eaux de rivière. Avant de nous occuper de leur examen particulier, il est bon de connaître la configuration du terrain sur lequel la ville est assise.

## CONFIGURATION DU SOL.

Le sol de Vienne présente une série de terrasses qui occupent la partie inférieure d'une pente descendant par étages depuis le sommet du *Wienerberg*, qui termine les Alpes Noriques, jusqu'à la plaine où coule le Danube.

Le fleuve, par sa rive droite, effleure la ville proprement dite, et il baigne une très-petite portion des murs de circonvallation ; il baigne aussi les faubourgs qui sont sur la rive gauche, ainsi que les extrémités du croissant que les autres faubourgs forment autour de la ville.

Par suite de cette disposition du terrain, les

faubourgs Léopoldstadt et Jaegerzeile et une partie des faubourgs de la Landstrasse et de l'Alser sont situés au niveau du fleuve.

Au-dessus de ce niveau se trouve une première terrasse occupée par la ville, par les glacis et par les faubourgs de droite et de gauche qui sont sur la même ligne.

La seconde terrasse et sa montée sont occupées par les autres faubourgs.

La ville, prise dans son entier, est donc assise sur trois plans parfaitement distincts et superposés, et sur les lignes inclinées qui mènent de l'un à l'autre.

Le premier plan est dans la plaine au niveau du fleuve.

Le second plan est dans la ville, et comprend les glacis et les faubourgs de droite et de gauche.

Le troisième plan est occupé par les faubourgs les plus élevés.

Cette configuration du sol viennois exerce une influence toute particulière sur la qualité et la quantité des eaux qui s'y distribuent naturellement.

## DES PUITS.

Dans les terrains situés au niveau du fleuve, et qui sont des terrains d'alluvion, la plupart des puits sont alimentés par des infiltrations du canal.

Dans la terrasse occupée par la ville et la partie des faubourgs qui sont sur le même plan, les puits sont alimentés, non plus par les infiltrations des eaux du fleuve qui est à l'étage inférieur, mais par les eaux qui tombent du ciel, et que les lois de la gravitation entraînent des montagnes et des coteaux voisins, à travers le sol, vers la plaine où coule le Danube (1).

Dans les faubourgs situés sur la seconde terrasse, les puits sont moins nombreux, et ils ne sont guère alimentés que par les eaux pluviales dans la saison où celles-ci sont le plus fréquentes.

Les puits de la ville et des faubourgs situés au

---

(1) Les tuiles qui couvrent les maisons de Vienne sont faites avec le *tegel*, marne argileuse d'un bleu grisâtre. « Le tegel, dit M. Partsch, est imperméable et remarquable par sa grande plasticité quand il est humecté. On s'en sert pour couvrir les bassins et les canaux. Il est mauvais pour la poterie, parce qu'il contient de la chaux qui le fait fermenter avec les acides, mais on en fait les tuiles de Vienne. » (Paul Partsch. *Observations géognostiques sur le terrain de Vienne et de ses environs*).

Si l'on voulait tenir compte de toutes les causes susceptibles d'altérer les eaux de Vienne, il faudrait donc aussi prendre en considération les matériaux qui couvrent les maisons. Et en effet, les eaux qui tombent du ciel rencontrent sur les toits qu'elles arrosent des tuiles faites avec une matière toute disposée à leur céder des particules salines.

niveau du fleuve ne tarissent jamais, et, sous le rapport de la quantité des eaux, la ville de Vienne, proprement dite, n'aurait rien à envier aux villes les mieux abreuvées; mais si l'on considère leur qualité, c'est autre chose.

Les eaux de tous les puits de Vienne sont soumises à l'influence de deux causes locales qui les altèrent profondément, et qui ont souvent développé dans la population des germes de maladie.

Ces causes sont la constitution géologique du sol et la disposition des égoûts.

1° *Constitution géologique.* La constitution géologique du terrain de Vienne et de ses environs a été fort bien étudiée par M. Paul Partsch déjà cité. Ce savant a consigné ses observations dans un mémoire où il rend compte d'une exploration entreprise par les ordres de la régence de la Basse-Autriche. Or, voici comment il s'exprime concernant le lœss formant la partie supérieure, la couche superficielle du terrain de Vienne, celle que tous les puits, que tous les réservoirs d'eau traversent, et qui est aussi pénétrée par les égoûts.

« Le lœss, dit-il, est un terrain d'eau douce, « un dépôt diluvien qui est susceptible de plu- « sieurs degrés de perméabilité, selon qu'il con-

« tient plus ou moins de sable ou d'argile. Les « racines des plantes qui s'y enfoncent profon- « dément, et les petites crevasses qui sont rem- « plies de chaux farineuse (kalk-mehl), et peut- « être aussi de nitrate de chaux (kalk-salpeter), « laissent passer l'eau plus facilement; mais « elles l'imprègnent en même temps de disso- « lutions salines. C'est cette eau désagréable au « goût et purgative qui filtre dans la plus grande « partie des puits de Vienne. Il y a cependant « des puits où l'eau est moins mauvaise : tels « sont les puits situés au niveau du fleuve, et « dont les eaux d'infiltration n'ont rencontré « dans leur passage que des bancs de cailloux « roulés, disséminés çà et là au milieu du « lœss. »

On voit d'après cela que la présence seule des bancs de cailloux roulés peut garantir l'eau de certains puits de toute altération par des matières séléniteuses. Quand elle se trouve en contact avec le lœss elle est inévitablement altérée dans sa composition.

Pour comprendre comment le lœss ou la couche la plus superficielle du sol de Vienne est pénétrée d'une si grande abondance de matières séléniteuses, il faut consulter les phénomènes d'atterrissement qui se produisent aux abords de tous les grands fleuves. A l'égard du Danube, aux environs de Vienne, voici ce qui a dû se passer, et dont les faits historiques rendent témoignage.

Le canal de Vienne a été détourné du grand bras du Danube à Nussdorf, et rendu navigable par le baron Ferdinand Hoyos, en 1598. Cependant, il est certain que les premiers établissements de la colonie romaine furent fondés sur la rive droite du fleuve à l'endroit même où la ville est maintenant. Evidemment le Danube coulait alors plus près de la ville qu'à présent. Il y a donc eu, entre l'établissement de la colonie et la fondation du canal, un intervalle de temps pendant lequel le Danube s'éloigna de la ville. Quelles furent les causes de cet éloignement? Sans doute il faut les chercher avec les géologues dans les atterrissements successifs qui résultent de l'entraînement incessant par les eaux pluviales ou torrentielles des débris des montagnes qui couvrent la ville à l'occident et au nord. Ces atterrissements n'exercent plus aujourd'hui d'influence appréciable, arrêtés qu'ils sont dans leurs envahissements par les constructions qui se sont élevées par les soins de la population dans la suite des âges, ainsi que par les nettoiements que l'on pratique d'une manière périodique dans le canal, à l'aide de machines à draguer; mais alors ils agissaient avec d'autant plus de puissance qu'ils n'étaient empêchés dans leur action par aucun obstacle de quelque valeur. Quoi qu'il en soit, le fleuve fut ainsi repoussé peu à peu vers les plaines d'Enzersdorf et de Wagram qu'il envahit même tous les jours, à en juger par les îles nombreuses qu'il forme en sortant de la gorge du Bisamberg et du Kahlenberg.

On voit d'après cela que le lœss est en grande partie le résultat de ces atterrissements continuels, et ceci explique pourquoi il est pénétré de matières séléniteuses si abondantes. En le considérant comme formé, pour la plus grande part, des débris des montagnes, il est évident qu'on doit trouver en lui tous les éléments solubles qui entrent dans la composition de ces dernières. Or, cette chaîne adoucie qui termine les Alpes Noriques, qui domine Vienne, et qui porte le nom de Kahlenberg, a pour base un grès (sandstein) bleu grisâtre, mêlé de stries de chaux et de marne (mergel-kalk), d'argile schisteuse (schieferthon), de marne schisteuse (mergel-schiefer), dans laquelle on trouve des empreintes fossiles de fucus (setangen); c'est une formation tout-à-fait spéciale que les géologues n'ont point encore classée, et qui a été distinguée des autres par le nom de *grès de Vienne et des Karpathes* (1).

Le *grès de Vienne* est donc un sable lié par de la chaux, de l'argile et de la marne schisteuse ; les principes calcaires y abondent tellement que la chaux s'y fait remarquer en stries. Est-il étonnant qu'on la retrouve après cela en si grande abondance dans le lœss.

2° *Influence des égoûts.* Quant au nitrate de chaux (kalk-salpeter), dont M. Partsch soupçonne l'existence dans le lœss, probablement parce qu'il en a signalé la présence dans quelques eaux de puits, sa formation s'explique

(1) Les grès en général se composent d'un sable siliceux plus ou moins fin, dont les molécules ont été réunies par un ciment invisible ordinairement siliceux, quelquefois calcaire. Les sables ont été formés avant les grès ; quand on examine les grès de dernière formation, comme ceux de Paris, par exemple, on les voit, dans la forêt de Fontainebleau, disséminés en mamelons irréguliers au milieu des masses de sable qui constituent les collines. Ces mamelons se sont formés comme toutes les concrétions par l'infiltration d'un liquide portant un ciment qui a réuni le sable en masses dures plus ou moins considérables Quant au sable et aux collines qu'il forme, il faut reconnaître que ces dernières étaient les dunes d'un rivage, et par conséquent formées, comme elles se forment encore aujourd'hui, par les débris d'autres roches préexistantes pulvérisées par le mouvement des ondes. (Voyez *Dictionnaire d'histoire naturelle*, art. *Grès*).

d'une autre manière pour beaucoup de parties de la ville, surtout où des puits ont été creusés.

Les rues de Vienne sont très-propres, elles ne reçoivent aucunes immondices, aucunes eaux ménagères : celles-ci sont jetées dans les lieux d'aisance, simples canaux communiquant avec l'égoût principal de chaque rue. Quelle que soit la pente de cet égoût, il ne fonctionne bien que dans les temps de pluie, de fortes averses étant nécessaires pour entraîner le tout vers le fleuve. Dans les temps ordinaires il y a plus ou moins de stagnation : alors les matières qui séjournent dans les égoûts s'infiltrent à travers le sol, et viennent, en suivant la même route que les autres eaux d'infiltration, se déposer dans les puits, et y dégagent de l'ammoniaque et des odeurs hydro-sulfureuses, en même temps qu'elles y donnent lieu à la formation d'une quantité déterminée de nitrate de chaux.

Cette contamination des eaux de puits par les infiltrations des égoûts ou des dépôts d'immondices a été plus d'une fois funeste à la population. On pourrait citer en preuve deux faits récents très-remarquables.

Le premier est relatif à une maladie qui attaqua subitement un grand nombre d'élèves de l'académie Thérésienne, dont plusieurs succombèrent. Parmi les versions qui ont circulé sur les causes de cette invasion épidémique en quelque sorte, deux seulement ont conservé quelque crédit. D'un côté on prétendit que c'était un empoisonnement déterminé par des aliments préparés dans des ustensiles de cuivre mal étamés ; d'un autre côté on pensa, avec beaucoup plus de raison, que les eaux du puits, momentanément souillées par des infiltrations auxquelles on se hâta de remédier, avaient occasioné tout le mal.

Le second fait s'est passé dans l'un des faubourgs. On creusait un égoût principal et l'on avait bouché tous ses affluents ; il survint de grandes pluies qui engorgèrent ces derniers, et qui forcèrent les matières qu'ils charriaient à s'infiltrer. Tous les puits environnants furent infectés à l'instant même, et une épidémie de fièvre typhoïde (*typhus abdominalis*) emporta, en quinze jours, plus de mille personnes.

## EAUX DE SOURCE.

Les eaux de source qui alimentent les fontaines de Vienne sont, à plusieurs égards, dans les mêmes conditions que les eaux de puits. Quand elles proviennent de dessous le *tegel* elles dissolvent les principes calcaires qui sont contenus dans cette formation géologique, et qui se retrouvent dans les tuiles employées pour les constructions. Si les eaux traversent le lœss, ce qui est peu probable et contraire à l'opinion de M. Partsch, elles sont entachées de tous les sels solubles disséminés dans ce terrain.

Dans tous les cas, comme elles sont amenées de loin à la ville dans des tuyaux, elles ne sont point souillées par les infiltrations des égoûts, ou elles ne le sont que très-peu. Nous verrons plus loin que l'analyse chimique des différentes eaux est parfaitement d'accord avec cette théorie.

## EAUX DE RIVIÈRE ET DE FLEUVE. — VIENNE ET DANUBE.

*Vienne.* La Vienne est un torrent qui prend sa source dans les montagnes, et qui, dans son trajet de trois lieues environ, reçoit un grand nombre de petits ruisseaux. Ses eaux, utilisées par les industries diverses, en arrivant dans la ville sont salies par les teinturiers et par les immondices des égoûts qui en font un foyer d'infection dont on a vainement cherché jusqu'à présent à se garantir, soit par des plantations sur ses rives, soit par un encaissement. Malgré la force motrice qu'on en tire, cette rivière est généralement regardée comme un fléau pour la ville, plutôt que comme un bienfait de la nature.

*Danube.* Les eaux du Danube sont très-pures, surtout si on les prend au-dessus de la ville, en dehors des lignes, du côté de Nussdorff, quand elles n'ont point encore été contaminées ni par les égoûts de l'Alser ni par la Vienne. Le seul vice qu'elles ont, et qui leur est commun avec les eaux de toutes les rivières qui ont un long cours, c'est leur manque de limpidité. A part cet inconvénient, auquel la population de Vienne est très-sensible, et qui lui fait préférer l'eau de puits, elles sont les seules capables de satisfaire complètement à tous les besoins de l'économie domestique et de l'industrie. Le peuple Viennois n'en voudra pas d'autres lorsque, mieux éclairé sur ses véritables intérêts, et se dépouillant d'un préjugé qu'une longue habitude a enraciné dans son esprit, et dont les hautes classes ont déjà su s'affranchir, il comprendra qu'il doit renoncer à se servir, pour sa boisson, d'une eau crue, dure, chargée de nitre et de sulfate de chaux.

Les détails théoriques dans lesquels nous venons d'entrer sont pleinement confirmés par l'examen chimique de toutes les eaux de Vienne

## RÉSULTATS DE L'ANALYSE CHIMIQUE DES EAUX DES AQUÉDUCS DE LA VILLE DE VIENNE ET DE SES FAUBOURGS, PAR G. WURTZLER. 1838.

| PARTIES CONSTITUANTES. | 1. Aquéduc du Magistrat, eau prise du bassin sur la place nommée Hohenmarkt. | 2. Aquéduc de l'intendance impériale, royale, des bâtiments, l'eau prise du puits de la cour impériale. | 3. Aquéduc de la prairie nommée des Sept-Fontaines, l'eau prise du tuyau qui se trouve dans la maison de l'académie Théréseum. | 4. Aquéduc nommé Albertin, l'eau prise du bassin sur la place de Paille. | 5. Aquéduc de Mariahilf, l'eau prise du bassin près de la rue nommée Schmalzhofgasse. | 6. Aquéduc près de la Garde Hongroise, l'eau prise du tuyau placé dans la même maison. | 7. Aquéduc de Hernals, l'eau prise du bassin de l'hôpital général civil. | 8. Aquéduc nommé Koraly, l'eau prise du bassin derrière l'église Saint-Paul, faubourg Wieden. | 9. Pompe du prince Esterhazy. | 10. Eau prise du Danube. | 11. Fontaine ou puits près du nouvel aquéduc du Danube. | 12. Puits placé dans le palais du prince Schwarzenberg, sur le Marché-Neuf. |
|---|---|---|---|---|---|---|---|---|---|---|---|---|
| Température de l'eau au moment où elle a été puisée, en degrés de Réaumur. . | 10 | 12 | 10,5 | 12 | 10 | 10,5 | 9 | 10 | 10 | 14 | 8,5 | 8 |
| Température de l'atmosphère au même moment, en degrés de Réaumur. . . . | 13 | 17 | 13 | 16 | 12 | 17 | 13 | 16 | 16 | 23 | 23 | 16 |
| Muriate de chaux. . . . . | » | » | » | » | » | 0,027 | » | 0,125 | » | » | » | » |
| Muriate de magnésie. . . . | 0,021 | » | » | » | » | » | 0,019 | » | » | 0,026 | 0,053 | » |
| Muriate de soude. . . . . | 0,579 | 0,057 | 0,082 | 0,220 | 0,115 | 0,230 | 0,452 | 0 253 | 0,319 | 0,108 | 0,722 | 0,671 |
| Nitrate de terre talcaire. . | » | 0,405 | 0,175 | » | 0,234 | 0,353 | » | 0,597 | 0,285 | » | » | 0,486 |
| Nitrate de soude. . . . . | » | 0,538 | 0,428 | » | 0,681 | » | » | 0.570 | 0,166 | » | » | 1,433 |
| Sulfate de soude. . . . . . | 0,327 | 0,129 | 0,287 | 0,389 | 0,320 | 0.682 | 0,621 | 0,603 | 0,352 | 0,163 | 0 902 | 0,606 |
| Carbonate de soude. . . . . | 0,223 | 0,451 | 0 268 | 0,292 | 0.311 | 0,173 | 0,234 | 0,487 | 0,113 | 0,028 | 0,838 | 0,464 |
| Carbonate de chaux. . . . | 1,650 | 0,692 | 0,946 | 1,180 | 1,196 | 2,123 | 1,071 | 2,060 | 1,611 | 0,725 | 1,950 | 1,853 |
| Carbonate de terre talcaire. . | 0,075 | 0,758 | 0,454 | 0,269 | 0,208 | 0,217 | 0,343 | 0,085 | 0,164 | 0,250 | 0,465 | 0,477 |
| Sulfate de chaux. . . . . . | » | » | » | » | » | 0.045 | » | 0,030 | » | » | » | » |
| Silice et substances organiques. . . . . . . . . . | 0,075 | 0,100 | 0,040 | 0,080 | 0,115 | 0,025 | 0,080 | 0,055 | 0,050 | 0,025 | 0,070 | 0,050 |
| | 2,950 | 3,130 | 2,650 | 2,430 | 3,180 | 3,875 | 2,820 | 4,865 | 3,060 | 1,325 | 5,900 | 6,040 |

et de ses faubourgs. Le tableau ci-contre donne les résultats de leur analyse, faite en 1838 par M. Wilhelm Wurtzler, pharmacien distingué de Vienne, au Wolzeil.

L'analyse de M. Wilhem Wurtzler porte sur douze espèces d'eau. Les chiffres indiquent le nombre de grains et de fractions de grain de matières séléniteuses contenues dans une livre d'eau. Ainsi, c'est l'eau du Danube qui donne le *minimum*. Le *maximum* se trouve dans l'eau du puits du palais de Schwarzemberg, qui contient 6 grains et 4 centièmes de grain par livre d'eau. L'eau qui contient le plus de matières salines, après celle du palais Schwarzemberg, c'est celle qui a été recueillie dans le puits creusé sur les bords du Danube, et qui doit servir à alimenter les machines à vapeur; cette dernière contient 5 grains par livre, quantité énorme si l'on considère que chaque verre d'eau pèse une demi-livre, et qu'à Vienne on en boit beaucoup.

Quant aux espèces de sels qui se trouvent dissous dans les eaux analysées, il faut remarquer que les deux seules eaux qui ne contiennent point de nitrate sont l'eau du Danube et l'eau du puits creusé sur ses bords. Ce résultat est conforme à la théorie que nous avons exposée précédemment. Les nitrates résultent de la décomposition des substances azotées, ils ne peuvent donc se former que dans les endroits qui servent de lieu de dépôt à des matières azotées; or, le terrain sur lequel on a creusé le puits n'est pas dans ce cas, ainsi que le Danube. L'absence de ces sels dans les bassins de Hohemarkt, de Mailmarkt, de Hernals, fait présumer que les eaux de ces conduits ne sont point contaminées non plus par des infiltrations soit d'égoût, soit de dépôt d'immondices. L'eau qui est la plus impure sous ce rapport, c'est celle du puits du palais Schwarzemberg, puis viennent, par ordre de moindre proportion, l'aquéduc Karoly, celui de Mariahilf, celui de la cour impériale, celui de l'académie Thérésienne, la pompe du prince Esterhazy, et l'aquéduc de la Garde hongroise.

Il y a des puits dans lesquels la présence des nitrates pourrait bien être expliquée différemment : ce sont ceux dont les propriétaires salent les eaux en y introduisant à dessein, soit du salpêtre, soit du sel de cuisine ; peut être faut-il mettre dans cette catégorie le puits de Schwarzemberg et l'aquéduc Karoly. Si cela n'était pas, il serait de la prudence des propriétaires de ces puits de rechercher la cause d'une pareille contamination et de la faire disparaître, surtout si elle tenait au voisinage de quelque égoût ou dépôt d'immondices.

Nous avons dit que les eaux les plus légères étaient les meilleures pour la santé ; or, il faut savoir que leur pesanteur spécifique dépend entièrement de la quantité des sels qu'elles contiennent ; d'après ce principe, voici comment il faut classer les douze espèces d'eau contenues dans le tableau de M. Wurtzler :

| | | |
|---|---|---|
| 1° | Eau du Danube | 1,325. |
| 2° | Eau du Mailmarkt | 2,430. |
| 3° | L'eau de l'académie Thérésienne | 2,650. |
| 4° | Aquéduc de Hernals | 2,820. |
| 5° | Bassin de Hohenmarkt | 2,950. |
| 6° | Pompe du prince Esterhazy | 3,060. |
| 7° | Aquéduc de l'Intendance | 3,130. |
| 8° | Aquéduc de Mariahilf | 3,180. |
| 9° | Aquéduc de la Garde hongroise | 3,875. |
| 10° | Aquéduc Karoly | 4,865. |
| 11° | Puits creusé à la barrière de Nussdorf et devant servir à fournir de l'eau à la ville | 5,000. |
| 12° | Puits du palais Schwarzemberg | 6,040. |

On voit par cette classification que si l'eau du Danube est la plus légère et la plus favorable à l'entretien de la santé, l'eau du palais Schwarzemberg et l'eau du puits sur lequel on se propose de placer des machines à vapeur sont les plus pernicieuses.

Il resterait maintenant à déterminer par l'observation des maladies, quelle influence peut avoir sur la santé l'usage des eaux séléniteuses. Nous ferons à cet égard une seule observation, c'est que partout où les eaux sont légères et salubres, la population qui s'en abreuve est remarquable par la beauté de ses dents, et par l'absence d'affections cutanées : là, au contraire, où les eaux sont séléniteuses, les maladies de la peau, et surtout les dartres, sont très-fréquentes, et presque toutes les bouches sont dépourvues de belles dents.

Que si l'on voulait examiner les tables de mortalité, et comparer le nombre des morts à celui des malades, en consultant les tableaux relatifs au mouvement de la population, voici ce que l'on trouverait.

J'ai sous les yeux un tableau authentique concernant les malades admis dans l'hôpital général de Vienne.

Sur un nombre de 139,618 entrés, il y a eu 105,036 guéris, 5,082 améliorés, 3,372 incurables, 6,088 transférés et 17,986 morts.

A Paris, le chiffre de la mortalité dans les hôpitaux se balance entre 1 mort sur 15 malades, et 1 mort sur 20. Les chiffres 18 et 20 sont des limites entre lesquelles toute variation dépend de la saison, et de ce que les médecins apellent la constitution médicale (*voy.* note A.). Jamais, dans aucun hôpital, la mortalité n'est descendue à 1 sur 8; une fois seulement elle a tendu à se rapprocher de ce chiffre à l'hôpital du Val-de-Grâce; mais c'était dans le service de Broussais, qui, pour mieux constater l'excellence de sa doctrine, prenait dans les salles de ses confrères les maladies les plus graves. Néanmoins, si les esprits modérés ne furent point étonnés de voir son nécrologe plus chargé que les autres, les adversaires du système physiologique prirent dans ce chiffre de mortalité un texte d'accusations retentissantes qui firent une grande impression. *Perdre 1 malade sur* 8! Les récriminateurs les plus caustiques proposèrent de mettre sur la porte du Val-de-Grâce une inscription analogue à celle qu'un Anglais morose voulait qu'on mît sur la porte des maisons d'orphelins de Londres : *Ici on tue les malades aux frais du public.* C'était donc une chose inouïe et criant vengeance que cette mortalité de 1 sur 8. Eh bien! ce chiffre de la mortalité à l'hôpital général de Vienne est encore supérieur; il est de plus de 1 mort sur 8 malades. Quand la science marche, les progrès qu'elle fait se font sentir à Vienne aussi bien qu'à Paris et à Saint-Pétesbourg. Ce n'est donc pas à la médecine qu'il faut attribuer la différence des résultats. Sous le rapport du traitement des maladies, les médecins de Vienne ne le cèdent point à ceux de Paris : je sais même des parties où ils pourraient disputer avec quelque succès la prééminence; mais ils ont à lutter contre des conditions de climat tout-à-fait contraires. Ces conditions fatales pour Vienne se trouvent, 1° dans des changements brusques de température qui, dans un même jour, font descendre le thermomètre de 20° à 5° au-dessus de zéro; elles se trouvent, 2° dans le régime des eaux, qui en aucune ville du monde n'est aussi pernicieux que dans la capitale de l'Autriche. Les variations de la température n'ont d'action réelle que dans les temps chauds, en hiver elles sont à peu près indifférentes, parce qu'elles s'exercent dans les limites inférieures, et que tout le monde, dans cette saison, met des habits en rapport avec une basse température. La condition de la température ne suffit donc pas pour expliquer le chiffre de la mortalité. Le régime des eaux, au contraire, agit en tout temps et sur toutes les choses que l'homme applique à ses besoins. Il agit au dehors comme au dedans, par la nourriture et sur la peau; il durcit les légumes dans le sein de la terre, il les durcit pendant la cuisson; il agit aussi de la même façon sur les viandes. Il est impossible que la constitution de l'homme n'en soit pas influencée d'une manière incessante et profonde. Les fibres de ses organes perdent leur élasticité, elles deviennent raides, inflexibles, et supportent par conséquent avec plus d'impatience les modifications que les diverses causes morbifiques tendent à leur imprimer. Telle est, à notre avis, la raison de la grande mortalité que l'on observe à Vienne.

Toutefois, comme le chiffre de la mortalité dans les hôpitaux est toujours plus grand, parce que le calcul s'établit sur des gens malades, il était raisonnable de chercher quel était le véritable rapport du chiffre des morts en général comparé avec celui de la population entière : Or, voici ce qu'on trouve.

Je porte à 350,000 habitants le chiffre de la population de Vienne; ce chiffre est exagéré, je le sais; les résultats qu'il donnera relativement au nombre des morts n'en seront que plus certains.

D'après un premier observateur, Wertheim,

le terme moyen des morts pendant dix-huit ans (de 1789 à 1807) a été de . . . . . . 15,056

D'après un second observateur, Klein, le même terme pendant cinq ans (de 1807 à 1812) a été de . . . . . 16,470

Selon un troisième calcul, comprenant les années 1801 à 1825, et par conséquent une période de vingt-cinq ans, le terme moyen par année ne serait que de. . . . . . . . . . . . . . 13,779

Ces trois moyennes donnent un total de . . . . . . . . . . . . . . . . . 45,305

La moyenne véritable est donc de . 15,101

Nous avons porté la population de Vienne à 350,000 âmes; il y a donc par an 45 morts par chaque 1,000 âmes ou 1 mort sur 22 vivants. Ce résultat est très-pénible.

La population de Paris est de 713,966, chiffre pris dans l'*Annuaire du Bureau des longitudes* pour l'année 1826.

Le nombre des morts sur cette population, d'après des observations recueillies pendant dix ans à la préfecture de Paris, est, terme moyen, de 21,491.

Ces deux chiffres donnent 30 morts par an sur 1,000 individus vivants, ou 1 sur 33.

La différence entre Vienne et Paris est donc énorme.

J'ajoute que les observations que j'ai choisies ont été faites de 1807 à 1817. Or, cette période comprend les invasions de 1814 et 1815, qui ont considérablement accru le chiffre de la mortalité dans la capitale de la France (*voy.* note B.).

A quoi donc peut tenir une si grande différence dans le chiffre de la mortalité des deux villes? Ce n'est certes pas au gouvernement, car je ne connais pas d'habitants plus heureux que ceux de Vienne, ni de gouvernement plus paternel que celui sous lequel ils aiment tant à vivre; (comme je puis bien le dire sans être taxé d'injustice envers mon pays) il n'y a qu'à Londres où l'on puisse trouver une multitude plus agitée qu'à Paris.

La mortalité ne tient pas non plus à la science des médecins, je l'ai déjà dit. Il faut donc lui trouver d'autres causes locales, et c'est au moins un devoir de rechercher si, comme je l'affirme, celles que j'ai indiquées n'y ont pas la plus grande part. Les gens réfléchis, sans préjugés, sans préventions, qui se tiennent au niveau de la science, je ne crains pas de l'affirmer, seront entièrement de mon avis.

Au reste, pour démontrer que ce n'est pas sous l'influence d'une idée préconçue que j'écris, je joins ici deux tables relatives à la probabilité de la vie, et à la mortalité aux différents âges dans les villes de Vienne, Berlin, Londres et Paris. L'on y verra que les chiffres que j'ai trouvés moi-même sont parfaitement concordants avec ceux des autres observateurs.

Tous ceux qui s'occupent de statistique connaissent le livre publié en Angleterre par *Francis Baily*, sous le titre de *Théorie des annuités viagères et des assurances sur la vie.* Ses calculs ont force de loi pour toutes les compagnies d'assurances, et son ouvrage a même été traduit en français par M. Alfred de Courcy, et publié aux frais de la Compagnie d'assurances générales sur la vie, qui occupe le premier rang parmi les compagnies analogues formées dans la capitale de la France. On peut donc ajouter une entière confiance aux chiffres qui y sont consignés.

# TABLE

*Du nombre des vivants aux différents âges, dans les villes de Vienne, Berlin, Londres et Paris.*

**Sur 1,000 personnes qui naissent en même temps, il en reste vivants, savoir :**

| Ages. | Vienne. | Berlin. | Londres. | Paris. | Ages. | Vienne. | Berlin. | Londres. | Paris. |
|---|---|---|---|---|---|---|---|---|---|
| 1 | 542 | 633 | 680 | 745 | 23 | 276 | 310 | 310 | 540 |
| 2 | 471 | 528 | 548 | 709 | 24 | 273 | 305 | 305 | 534 |
| 3 | 430 | 485 | 492 | 682 | 25 | 269 | 297 | 299 | 529 |
| 4 | 400 | 434 | 452 | 662 | 26 | 265 | 293 | 294 | 523 |
| 5 | 377 | 403 | 426 | 647 | 27 | 261 | 287 | 288 | 517 |
| 6 | 357 | 387 | 410 | 634 | 28 | 256 | 281 | 283 | 512 |
| 7 | 344 | 376 | 397 | 624 | 29 | 251 | 275 | 278 | 506 |
| 8 | 337 | 367 | 388 | 615 | 30 | 247 | 269 | 272 | 500 |
| 9 | 331 | 361 | 380 | 607 | 31 | 243 | 264 | 266 | 495 |
| 10 | 327 | 356 | 373 | 600 | 32 | 239 | 259 | 260 | 490 |
| 11 | 322 | 353 | 367 | 595 | 33 | 235 | 254 | 254 | 484 |
| 12 | 318 | 350 | 361 | 590 | 34 | 231 | 249 | 248 | 479 |
| 13 | 314 | 347 | 356 | 585 | 35 | 226 | 243 | 242 | 474 |
| 14 | 310 | 344 | 351 | 581 | 36 | 221 | 237 | 236 | 469 |
| 15 | 306 | 341 | 347 | 578 | 37 | 216 | 230 | 230 | 464 |
| 16 | 302 | 338 | 343 | 574 | 38 | 211 | 223 | 224 | 459 |
| 17 | 299 | 335 | 338 | 570 | 39 | 205 | 216 | 218 | 454 |
| 18 | 295 | 332 | 334 | 565 | 40 | 199 | 209 | 212 | 449 |
| 19 | 291 | 328 | 329 | 561 | 41 | 194 | 203 | 207 | 444 |
| 20 | 288 | 324 | 325 | 556 | 42 | 189 | 197 | 201 | 439 |
| 21 | 284 | 320 | 321 | 551 | 43 | 185 | 192 | 194 | 434 |
| 22 | 280 | 315 | 316 | 545 | 44 | 181 | 187 | 187 | 429 |

| Ages. | Vienne. | Berlin. | Londres. | Paris. | Ages. | Vienne. | Berlin. | Londres. | Paris. |
|---|---|---|---|---|---|---|---|---|---|
| 45 | 176 | 182 | 180 | 424 | 73 | 36 | 43 | 39 | 175 |
| 46 | 171 | 177 | 174 | 419 | 74 | 33 | 39 | 35 | 162 |
| 47 | 165 | 172 | 167 | 413 | 75 | 30 | 35 | 32 | 148 |
| 48 | 159 | 167 | 159 | 408 | 76 | 27 | 32 | 28 | 134 |
| 49 | 153 | 162 | 153 | 402 | 77 | 24 | 29 | 25 | 120 |
| 50 | 147 | 157 | 147 | 396 | 78 | 21 | 26 | 22 | 106 |
| 51 | 142 | 152 | 141 | 390 | 79 | 18 | 23 | 19 | 94 |
| 52 | 137 | 147 | 135 | 384 | 80 | 16 | 20 | 17 | 81 |
| 53 | 133 | 142 | 130 | 378 | 81 | 14 | 18 | 14 | 70 |
| 54 | 128 | 137 | 125 | 371 | 82 | 12 | 16 | 12 | 59 |
| 55 | 123 | 132 | 120 | 363 | 83 | 10 | 14 | 10 | 49 |
| 56 | 117 | 127 | 116 | 355 | 84 | 8 | 12 | 8 | 40 |
| 57 | 111 | 121 | 111 | 346 | 85 | 7 | 10 | 7 | 33 |
| 58 | 106 | 115 | 106 | 338 | 86 | 6 | 8 | 6 | 26 |
| 59 | 101 | 109 | 101 | 329 | 87 | 5 | 7 | 5 | 21 |
| 60 | 96 | 103 | 96 | 319 | 88 | 4 | 6 | 4 | 16 |
| 61 | 91 | 97 | 92 | 309 | 89 | 3 | 5 | 3 | 12 |
| 62 | 87 | 92 | 87 | 299 | 90 | 2 | 4 | 2 | 8 |
| 63 | 82 | 88 | 83 | 288 | 91 | 1 | 3 | 1 | 5 |
| 64 | 77 | 84 | 78 | 278 | 92 | 0 | 2 | 0 | 3 |
| 65 | 72 | 80 | 74 | 267 | 93 | 0 | 1 | 0 | 1 |
| 66 | 67 | 75 | 70 | 256 | 94 | 0 | 0 | 0 | 1 |
| 67 | 62 | 70 | 65 | 245 | 95 | 0 | 0 | 0 | 0 |
| 68 | 57 | 65 | 61 | 234 | 96 | 0 | 0 | 0 | 0 |
| 69 | 52 | 60 | 56 | 222 | 97 | 0 | 0 | 0 | 0 |
| 70 | 48 | 55 | 52 | 211 | 98 | 0 | 0 | 0 | 0 |
| 71 | 44 | 51 | 47 | 199 | 99 | 0 | 0 | 0 | 0 |
| 72 | 40 | 47 | 43 | 187 | 100 | 0 | 0 | 0 | 0 |

L'intelligence de cette table est très-facile. On désire savoir combien de personnes sur 1,000 sont parvenues à l'âge de dix ans? La table vous dit qu'à Vienne il y en a 327; à Berlin, 356; à Londres, 373; à Paris, 600. Combien sur le même nombre sont parvenus à l'âge de cinquante ans? Réponse : A Vienne, 147; à Berlin, 157; à Londres, 147; à Paris, 396, etc.

## TABLE

*De la vie moyenne à différents âges, pour les villes de Vienne, Berlin, Londres et Paris.*

| Ages. | Vienne. | Berlin. | Londres. | Paris. |
|---|---|---|---|---|
| Naissance. | 16.37 | 17.85 | 17.90 | 34.79 |
| 5 | 36.54 | 28.67 | 35.28 | 48.19 |
| 10 | 37.02 | 37.15 | 34.91 | 46.76 |
| 15 | 34.11 | 33.65 | 32 32 | 43.46 |
| 20 | 31.39 | 30.34 | 29.37 | 40.08 |
| 25 | 28.32 | 27.47 | 26 66 | 37.01 |
| 30 | 25.62 | 25.25 | 24 11 | 33.96 |
| 35 | 22.66 | 22.76 | 21.76 | 30.73 |
| 40 | 20.49 | 20.91 | 19.50 | 27.30 |
| 45 | 17.82 | 18.85 | 17.63 | 23.77 |
| 50 | 15.88 | 16.40 | 15.84 | 20.24 |
| 55 | 13.50 | 14.14 | 13.91 | 16.83 |
| 60 | 11.65 | 12.49 | 11.69 | 13.86 |
| 65 | 9.51 | 10.48 | 9.69 | 11.07 |
| 70 | 8.30 | 8.69 | 8.00 | 8 34 |

| Ages. | Vienne. | Berlin. | Londres. | Paris. |
|---|---|---|---|---|
| 75 | 6.37 | 7.08 | 6 27 | 5.79 |
| 80 | 5.50 | 6.07 | 4.86 | 4.73 |
| 85 | 3.33 | 4.50 | 3 04 | 3.45 |
| 90 | 1.50 | 2.83 | 0.00 | 1 79 |
| 95 | 0.00 | 0.00 | 0.00 | 0.83 |

Cette table indique la vie probable d'un individu quelconque, habitant les villes indiquées et ayant un âge déterminé.

L'habitant de Vienne qui a atteint l'âge de 25 ans, peut espérer de vivre 28 ans 32 centièmes.

L'habitant de Berlin, 27.47.
Celui de Londres, 26.66.
Celui de Paris, 37.01.

Un homme de 50 ans a devant lui une probabilité de vie de 15.88 à Vienne, 16.40 à Berlin, 15.84 à Londres, 20.24 à Paris, etc.

Les chiffres que je viens de reproduire, d'après les tables de *Francis Baily*, font ressortir une vérité effrayante pour la ville de Vienne. Avec une latitude égale à celle de Paris, dans une situation climatologique presque analogue, se distinguant uniquement par des variations brusques de température pernicieuses en été seulement, Vienne concède à ses habitants des probabilités de vie tout-à-fait inférieures à celles que l'on obtient dans la capitale de la France. Cette infériorité est encore manifeste à l'égard de Berlin et de Londres : et cependant à Vienne on n'a pas la vapeur suffocante du charbon qui empoisonne l'air de Londres et qui explique sa mortalité ; on n'y a pas non plus cette exposition à tous les vents qui fait comprendre celle de Berlin. Qu'y a-t-il donc dans le climat de Vienne, qui soit si funeste à ses habitants ? Je l'ai dit et je le répète, il y a des eaux insalubres ; c'est là le mal, le plus grand mal, celui qui agit avec d'autant plus d'énergie que ses causes se reproduisent à chaque instant et exercent une influence continuelle.

Quand on demande aux Viennois, dont la majorité est loin de s'aveugler sur les effets du climat de leur ville, à quelle cause il faut attribuer un pareil excès de mortalité, ils répondent que c'est le vent qui enlève la poussière de la route de Bade et la poussière des glacis, et qui détermine des phtysies très-nombreuses. Ils font erreur assurément relativement aux effets de la poussière qu'ils exagèrent. Je ne veux pas dire pour cela que les phtysies n'y trouvent pas une cause puissante ; mais je prétends que ces maladies ne font pas à elles seules l'excès de la mortalité. On a plus de raison lorsqu'on attribue au vent et à la poussière les maladies des yeux, qui sont réellement très-fréquentes à Vienne, et pour le traitement desquelles j'accorderais volontiers aux médecins viennois une certaine prépondérance sur les médecins des autres pays, qui n'ont peut-être pas l'occasion de voir et de traiter toutes les formes de ces maladies. Mais les maladies des yeux ne sont pas mortelles pour la plupart; les phtysies, au contraire, entrent pour un cinquième dans le chiffre de la mortalité, à Londres comme à Paris et à Berlin : tous les médecins connaissent là-dessus le mot de Sydenham. Le chiffre un peu plus fort que l'on remarque à Vienne, à cet égard, est parfaitement expliqué par les deux causes que j'ai déjà indiquées, la poussière et les variations brusques de température; mais encore une fois il n'explique pas à lui seul la mortalité.

Que l'on change le système des eaux, qu'au lieu de l'eau crue et dure et salée de puits souillés par des infiltrations d'égoûts, on adopte, pour la boisson, l'eau légère, aérée et parfaitement salubre du fleuve, et j'affirme que, dans moins de cinq ans, le chiffre de la mortalité sera diminué d'une manière considérable.

J'ai dit assez dans le cours de cet opuscule l'influence immédiate que l'observation des lois de l'hygiène à l'égard des eaux exercera nécessairement sur les dents, sur la peau et sur l'estomac.

# NOTES.

NOTE A. Le rédacteur de l'article *Hôpital*, du *Dictionnaire des sciences médicales*, dit qu'on *lui assura*, à Vienne, que la proportion des morts à l'hôpital général ne s'élevait pas, année commune, au quinzième, et il attribue ce résultat à la salubrité de l'emplacement et à la disposition des salles. Il est certain que l'hôpital général de Vienne est l'un des édifices les mieux appropriés à leur destination, mais les chiffres de la mortalité témoignent de l'exagération qu'on a mise en affirmant à M. Coste, que, année commune, il n'y avait que 1 mort sur 15 malades. La moyenne de la mortalité générale de la ville est de 1 sur 22 3/4, et l'on voudrait qu'elle ne fût que de 1 sur 15 dans les hôpitaux ; cela n'est pas possible.

Quant à la mortalité de 1 sur 22 3/4, voici comment je l'établis :

De 1801 à 1825, il y a eu, à Vienne, terme moyen, 13,779 morts par an, c'est-à-dire plus de 39 sur 1,000 ou 1 sur 25.

En 1832 il y a eu 17,796 morts, ou 51 sur 1,000, 1 sur 19.

En 1833 il y a eu 14,631 morts, ou 41 sur 1,000, 1 sur 24 16/41.

En 1834 il y a eu 15,403 morts, ou 44 sur 1,000, 1 sur 22 3/4.

Voilà les quatre chiffres qui comprennent une période de 34 ans, et qui m'ont donné la moyenne de 1 mort sur 22 vivants. Telle est la vérité mathématique sur la mortalité générale de Vienne ; d'où je conclus que la mortalité particulière de ses hôpitaux, malgré toutes les assertions contraires, était en 1806, comme elle l'est aujourd'hui, beaucoup plus forte qu'on n'a voulu le dire à M. Coste.

---

NOTE B. Il n'est pas sans intérêt de rapporter ici les éléments de la population et de la mortalité de Paris.

Il y a en France une loi qui prescrit, tous les cinq ans, un recensement de la population générale du royaume. Les chiffres que fournit ce recensement restent officiels pendant les cinq ans qui suivent, et c'est sur eux que se répartissent plusieurs impôts, notamment celui de la conscription.

Suivant le recensement fait en 1820, Paris comptait, en 1823 :

Habitants. . . . . . 713,996,
Mortalité. . . . . . 28,635,

ou 40 morts sur 1,000, environ 1 sur 25.

Suivant le recensement fait en 1827, il y avait à Paris, en 1828 :

Habitants. . . . . . 890,436,
Mortalité. . . . . . 24,557,

ou 27 morts sur 1,000, 1 sur 37.

Suivant le recensement fait en 1832, il y avait à Paris, la même année :

| | |
|---|---|
| Habitants. . . . . . | 774,338, |
| Mortalité. . . . . . | 44,473, |

ou 57 morts sur 1,000, 1 sur 17 1/2.

Suivant le recensement fait en 1836, il y avait à Paris, en 1837 :

| | |
|---|---|
| Habitants. . . . . . | 909,126. |
| Mortalité. . . . . . | 29,943. |

ou 32 morts sur 1,000, 1 sur 31.

Dans ces cinq années, on remarquera facilement celle où la diminution de la population a été le plus considérable et où il y a eu le plus grand chiffre de mortalité. C'est l'année du choléra, fléau qui a fait émigrer de Paris encore plus de monde que la révolution de juillet.

www.ingramcontent.com/pod-product-compliance
Ingram Content Group UK Ltd.
Pitfield, Milton Keynes, MK11 3LW, UK
UKHW031950260826
14628UKWH00004B/1969

9 782013 080170